Bibliothèque historique de la « France Médicale »

Un Journaliste médical de Province
avant la Révolution

Le Docteur Pierre Dorion

De Saint-Gilles-sur-Vie

(Bas-Poitou)

(1722-1777)

PAR

Le Dr Marcel BAUDOUIN

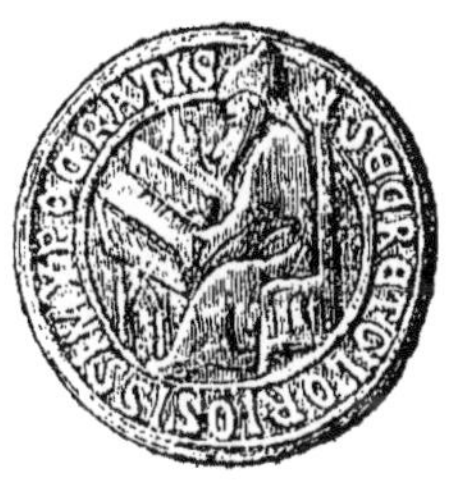

PARIS
HONORÉ CHAMPION
5, QUAI MALAQUAIS, 5

1912

Bibliothèque historique de la France Médicale

Ont paru

1. **L'École de santé de Paris (1794-1809)**, par A. Prévost, *rédacteur au secrétariat de la faculté de médecine de Paris*, in-8.
2. **Guy Crescent Fagon (1638-1718)**, par le Dr A. Corlieu, *bibliothécaire honoraire de la Faculté de Paris, lauréat de l'Institut*, in-8.
3. **Un médecin de cour. Charles Delorme (1548-1678)**, par le Dr Eugène Beluze.
4. **L'Eglise St-Côme et le Collège de Chirurgie**, par le Dr A. Corlieu, in-8.
5. **Un amphithéâtre de dissection à Alençon en 1660**, par Louis Duval, *archiviste du département de l'Orne*, in-8.
6. **Les médecins de Paris de 1792 à 1794**, par le Dr A. Corlieu, in-8.
7. **Notes bibliographiques sur quelques médecins et chirurgiens de la Haute-Auvergne sous l'ancien Régime**, par le Dr Louis de Ribier, in-8.
8. **Les anciens médecins arméniens diplômés des Universités d'Italie (1700-1840)**, par le Dr Vahram Torkomian, *membre de la « Société française d'histoire de la médecine »*, in-8.
9. **La Dissection : notice historique**, par le Dr J. Regnault, *médecin de la marine*, in-8.
10. **Du rôle de l'anatomie dans l'art**, par le Dr Paul Richer, *professeur d'anatomie à l'École des Beaux-Arts, membre de l'Acad. de Méd.* in-8.
11. **Vieux médecins mayennais**, par Paul Delaunay, *interne des hôp.*, in-8.
12. **Obstétrique des anciens Hébreux**, *d'après la Bible, les Talmuds et les autres sources rabbiniques, comparée avec la tocologie gréco-romaine*, par le Dr Schapiro, *ancien élève de l'École des langues orientales*, in-8.
13. **Les anoblis de l'Empire**, *médecins et chirurgiens*, par le Dr Louis de Ribier, in-8.
14. **Vieux médecins sarthois**, par le Dr Paul Delaunay, *ancien interne des hôpitaux de Paris*, in-8.
15. **Les Anoblis des Ducs de Lorraine**, *médecins et chirurgiens*, par P. Pillement *(de Nancy)*.
16. **Les Apothicaires de Metz. Leurs statuts**, par le Dr Paul Dorveaux, *bibliothécaire de l'École de pharmacie de Paris*.
17. **La médecine dans l'Ancienne Auvergne. Notes et Documents**, par le Dr L. de Ribier.
18. **Le médecin inspecteur Chauvel. Notice biographique**, par le Dr Bergounioux, *médecin principal*.
19. **Une lettre ophtalmologique de Woolhouse (1650-1730), oculiste de Jacques II d'Angleterre, à E.-F. Geoffroy (1672-1731)**, *de l'Académie des Sciences*, par le Dr Albert Terson.
20. **La famille médicale des de Jussieu et les Thèses d'Antoine Laurent**, par le Dr Ed. Bonnet.
21. **Un manuscrit de Jacques Despars**, par le Dr Ernest Wickersheimer.
22. **Le culte d'Esculape dans l'Afrique romaine**, par le Dr Raymond Neveu.
23. **Droits de courtage établis à Paris au XVe siècle sur quelques marchandises d'épicerie. Documents inédits**, par le Dr Paul Dorveaux.
24. **La Crèche Saint-Gervais (11 mai 1846-15 juin 1867)**, par Eugène Beluze.
25. **L'épicier du mystère de la Passion, publié par Achille Jubinal**, par le Dr Paul Dorveaux.
26. **Le sucre au moyen-âge**, par le Dr Paul Dorveaux.
27. **L'enseignement des sages-femmes en Touraine**, par le Dr Dubreuil-Chambardel.
28. **Esquisses et Mœurs grecques d'aujourd'hui**, par le Dr Zaborowski.
29. **Coutumes médicales et superstitions populaires du Bocage Vendéen**, par E. Boismoreau.
30. **L'Œuvre de Béchamp (Pierre-Jacques-Antoine)**, par le Dr Hector Grasset.
31. **Une lettre de Cabanis à Baudelaire père**, par le Dr Albert Terson.
32. **De l'harmonie et usage des parties du corps humain. Traduction ancienne en vers français du Poème latin de Jean Lycée, médecin (1556)**, *publiée pour la première fois* par Noé Legrand.
33. **Quelques appréciations de ces derniers temps sur Paracelse**, par B. Reber.
34. **L'Histoire de la Médecine et Paracelse**, par H. Grasset.
35. **Statuts et Règlements des Chirurgiens des Provinces**, par le Dr de Ribier.
36. **Lettres et certificats d'un chirurgien lillois au Frère Côme au sujet de son lithotome caché**, publiés par Edmond Leclair.
37. **Etude historique et critique sur les Générations spontanées et l'Hétérogénie**, par le Dr H. Grasset.
38. **Deux médecins ordinaires du Roi à Mauriac au XVIIe siècle**, par le Dr de Ribier.
39. **La Mort et le Médecin** (Dialogue du poème burlesque de Maître Jacques-Jacques), publié par M. Noé Legrand.
40. **La fontaine aux sorciers et la fontaine aux loups à Saint-Mesmin-le-Vieux (Vendée)**, par le Dr E. Boismoreau.

Poitiers. — Imp. G. ROY.

Bibliothèque historique de la « France Médicale »

Un Journaliste médical de Province
avant la Révolution

Le Docteur Pierre Dorion

De Saint-Gilles-sur-Vie

(Bas-Poitou)

(1722-1777)

PAR

Le Dr Marcel BAUDOUIN

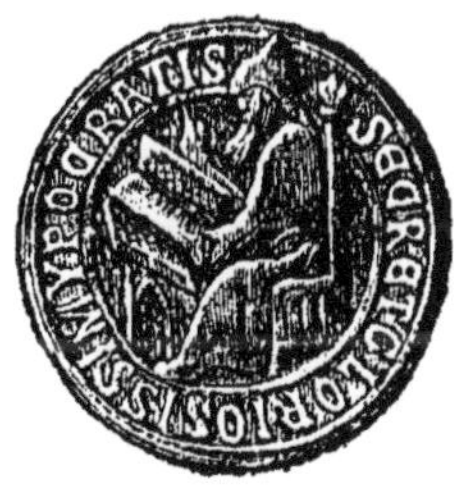

PARIS
HONORÉ CHAMPION
5, QUAI MALAQUAIS, 5

1912

Un Journaliste médical de Province avant la Révolution

Le Docteur Pierre Dorion

De Saint-Gilles-sur-Vie, Bas-Poitou (1722-1777).

I. — Introduction

Nous connaissons encore fort mal les efforts faits par les hommes de science d'avant la Révolution : efforts qui ont servi pourtant de préface très utile à ceux du xixe siècle, si féconds et si extraordinaires. Certes, les noms des grands savants officiels, ayant occupé des fauteuils aux diverses Académies d'alors, et ceux des gens en place, ont retenu l'attention. Mais, combien de chercheurs modestes, à l'intelligence d'élite pourtant, ont préparé la voie au progrès, et dont les noms demeurent encore presque inconnus, même des gens de métier !

A cette époque, la *Presse scientifique* existait à peine ; et ces travailleurs obscurs étaient dans l'impossibilité matérielle de se faire jour, de faire connaître et de transmettre à la postérité les détails de leurs observations.... Cependant, dans le dernier quart du xviiie siècle, la poussée scientifique a été si marquée, même en dehors des grands centres intellectuels, qu'il en a persisté des vestiges. Et c'est pour mettre en relief l'une de ces tentatives très isolées, pour sauver de l'oubli un véritable *Savant* de province, resté jusqu'à présent ignoré, que cette courte notice biographique a été rédigée.

II

Historique. — Certains auteurs locaux ont, à diverses occasions, cité le nom du Dr P. Dorion depuis sa mort.

D'ailleurs, dès 1809, Jouhaneau-Deslosges avait signalé son nom, déjà oublié (1), au *Mercure de France* (1809) et à l'*Académie celtique* (1810).

Citons d'abord A.-D. de la Fontenelle de Vaudoré (2), dans sa réédition de 1844 de l'Ouvrage de Cavoleau ; 2° puis Piet, fils, dans son livre sur *Noirmoutier* (1863, p. 229) ; cela surtout à propos de l'*Homme-Marin*.

En 1898, M. Barbaud (3) a cité feu le Dr Pierre Dorion, en donnant l'énoncé de divers procès-verbaux, qui se trouvent aux *Archives de la Vendée*, et qui sont relatifs à sa succession.

Enfin, en 1907, Léon Delattre (de Nantes) a rappelé ses recherches sur l'*Ambre gris* (4).

---

(1) Voir plus loin le *titre de la lettre* de ce savant.

(2) A.-D. de la Fontenelle de Vaudoré. — *Statistique ou Descript. gén. du Dép. de la Vendée de Cavoleau*. Paris, 1844, in-8° [Voir pp. 468-469 et p. 388]. — Cet auteur connaissait bien le Dr Dorion. Mais il a confondu le *Mercure de France* de septembre 1774 avec les *Affiches du Poitou* du 17 avril 1774. En effet, dans nov. 1774 du *Mercure de France*, il n'y a rien sur Dorion [Vérification personnelle].

(3) G. Barbaud. — *Invent. somm. des Arch. Dép.* [Vendée] *antérieures à 1790* (*Arch. civiles*, séries A. B. C.). La Roche-sur-Yon, 1898, in-4° [Voir pp. 364-367]. — Dans une convention, feu Pierre Dorion est qualifié de « *Noble Homme* ».

(4) *Intermédiaire Nantais*, 1907, 27 août, p. 121. — Voir ma réponse dans cette publication (1907, 17 septembre, p. 143).

Documentation personnelle. — Quant à nous, nous avons pu faire prendre copie des Documents conservés aux *Archives départementales de la Vendée ;* et nous y avons trouvé des renseignements fort intéressants.

De plus, nous avons retrouvé, à Saint-Gilles-sur-Vie, les actes de naissance et de décès, demeurés inédits.

Avec ces données, il nous a été facile, malgré quelques lacunes, de reconstituer, d'une façon suffisante, le *curriculum vitæ* de Pierre Dorion.

I. — Le Dr Pierre Dorion.

1° Biographie. — Nous ne possédons aucun renseignement sur les *origines* et même sur la *vie privée* du Docteur Pierre Dorion. Il faut avouer que nous avons négligé de rechercher, dans les Archives locales, les pièces manuscrites qui auraient pu s'y trouver et nous renseigner.

A) Sa vie. — A la mairie de Saint-Gilles-sur-Vie, M. le secrétaire n'a d'ailleurs rien pu découvrir de spécial.

Mais nous connaissons la date de sa naissance et sa parenté (père et mère), grâce à la trouvaille de son acte de naissance, à la paroisse de cette commune.

Nous savons, en outre, qu'il avait *une sœur*, unique, *Louise*, qui était encore vivante lors de sa mort.

L'une de ses parentes (1), Perrine Dorion, avait fait un beau mariage avec un M. Joseph Grolleau, procureur fiscal, notaire, etc., à Apremont, à quelques lieues de Saint-Gilles-sur-Vie. Une autre, Thérèse Dorion, avait épousé un sieur Cadou, négociant, à Saint-Gilles-sur-Vie.

Louise ne se maria pas. Elle était d'ailleurs « sœur germaine », c'est-à-dire jumelle de Pierre, comme le

(1) Probablement cousine germaine, c'est-à-dire la fille d'un oncle.

prouve l'acte de naissance, que nous reproduisons ci-dessous.

1° Naissance. — Voici le texte de cet acte.

Baptême de Pierre Dorion et baptême de Louise Dorion [4 août 1722]. — « Le quatrième du mois de aoûst mil sept cent vingt et deux ont esté baptismé deux enfant gemaux, un garçon et une fille, nés le mesme jour du légitime mariage de M. Charle Dorion, seigneur de la Roullière, marchand apothicaire en ce lieu, et de Dlle Marie Millaud, son épouse. — Le garçon a esté nommé Pierre et la fille Louise. Le parrain du garçon a esté M. Pierre Degounord, procureur de cette cour, receveur des fermes du Roy en ce dit lieu ; la marraine, Dlle Marie Degounord. Le parrain de la fille a esté messire Jean Caireau, prêtre vicaire de Saint-Hilaire-de-Riez, la marrainne Dlle Louise Dorion, qui ont signé. »

Le registre est signé :

Louis Serceau, curé de Saint-Gilles.

Degounord,

Marie Degounord,

Catherine Benesteau.

Courtaud, prêtre. Louise Dorion. Marie Joubert.

La Rigolage. Marie-Anne Hosenneau. Roulière-Dorion.

Pierre Dorion est donc né le 4 août 1722.

2° Parents. — A.) Ses père et mère étaient :

a) *Père :* Charles Dorion, seigneur de La Roullière (1), marchand apothicaire (2) à Saint-Gilles-sur-Vie (3).

(1) *La Roullière* est un lieu-dit de la commune de Coëx, où il y a aujourd'hui une métairie. — A sa mort, Pierre Dorion y possédait encore, au moins en partie, une partie des métairies des Roullières (Voir plus loin).

(2) Son père était donc *Pharmacien !* On comprend dès lors la nature des études que fit Pierre Dorion, et son séjour à la Faculté de Médecine de Montpellier.

(3) Je connais un Charles-Joseph Dorion, qui, en 1784, était *Sieur de la Roullière* également, et *Docteur en médecine*, comme Pierre Dorion [*Arch. de la Vendée*], à Saint-Gilles-Vie.

Il me semble bien que c'était là le fils d'un frère aîné de Charles

b) *Mère :* Mademoiselle Marie Millaud.

B) Sa *sœur*, unique, était :

Louise Dorion, *sœur jumelle*, née aussi le 4 août 1722, bien entendu.

Il est probable que la Demoiselle Louise Dorion, qui fut la marraine de sa sœur *Louise*, était une sœur de son père, c'est-à-dire sa tante (1). — C'est tout ce qu'on peut tirer des signatures de l'acte de naissance, quoique une parenté avec les *Degounord*, famille importante de la région à cette époque, soit fort probable (2).

3o Mort. — Pierre Dorion mourut le 16 juin 1777 (3). Voici son acte de sépulture, retrouvé à la paroisse de Saint-Gilles-sur-Vie, avec son acte de naissance, par mon ami, M. Bernard, instituteur. Il fut donc *inhumé* le lendemain même de sa mort.

Sépulture de M. Dorion [17 juin 1777]. « Le dix-sept du mois de juin mil sept cent soixante-dix-sept, a été *inhumé*, au cimetière de ce lieu, le corps de M. Pierre Dorion, docteur en médecine, âgé d'environ cinquante-cinq ans, décédé

Dorion père, apothicaire, auquel revint le titre de *Sieur de la Roullière*, à la mort de son père.

Le prénom de *Charles* plaide, en ce sens, d'ailleurs. Mais je n'ai pas pu trouver encore la parenté exacte.

Ce Charles-Joseph Dorion m'intéresse très particulièrement, car il épousa, en seconde noce, en 1778, c'est-à-dire un an après la mort de Pierre Dorion, la sœur de mon bisaïeul, J.-C. Ingoult, qu'on retrouvera dans la suite de ce récit. — Mais je réserve sa biographie pour un autre travail, consacré à l'*Histoire de Croix-de-Vie*, mon pays natal.

Il devait être beaucoup *plus jeune*, car il vivait encore en 1797 [A. Bitton].

(1) Une *Marie Dorion*, veuve de Pierre Vigneron, fils de Jean-Baptiste Vigneron, Docteur en médecine, vivait en 1754 dans la région. — En 1784, on trouve encore un *Pierre-Nicolas Dorion* de La Casserie, licencié ès-lois. — J'ignore la parenté, s'il y en avait.

(2) Une des pièces du procès Dorion (no 1) nous indique que le Dr P. Dorion était *parent* de M. Sallo, « plus ancien procureur postulant du siège de Saint-Gilles », qui était l'un de ses héritiers éloignés.

(3) *Date* fournie par les *Affiches du Poitou* [Voir plus loin].

le jour précédent. En présence de M. Rioux, curé de Croix-de-Vie, et de M. Porteau, prêtre, avec nous soussignés. »

Le registre est signé :
Rioux, curé de Croix-de-Vie. Porteau, prêtre-prieur de Saint-Gilles. Bouhier de la Davière, curé de Saint-Gilles.

4° Curriculum vitæ. — Il était à supposer que, pour avoir pu faire de la Science pure à Saint-Gilles-sur-Vie, au XVIIIe siècle, Pierre Dorion était resté *célibataire !*

a) Célibat. — En effet, il résulte d'un testament olographe qu'il fit en 1776 et des pièces du procès, interminable, qui s'en suivit, qu'il n'avait que sa sœur, Louise Dorion, comme *unique héritière familiale*, et que, par conséquent, il n'avait pas d'enfant vivant en 1777. Et, comme il n'y a pas trace de *mariage*, ni à la paroisse, ni dans les actes ou procès-verbaux, j'en ai conclu qu'il ne s'était jamais marié...

b) Famille. — Comme il déshérita en partie sa sœur Louise, qui ne vivait pas avec lui (1), il est à supposer également qu'il était depuis longtemps *brouillé* avec elle ! Mais, comme chef de la famille, il avait conservé toutes les propriétés de leur père; et il lui servait en revanche une rente de 300 livres.

c) Noblesse. — Dans les pièces manuscrites du procès en question, Pierre Dorion est qualifié seulement de « *Noble homme* ». Il n'était donc pas, comme son père, « Seigneur de la Roullière » (2).

d) Fortune. — Par l'examen des pièces du procès qu'intentèrent les usufruitiers à Louise Dorion, nous connaissons la *fortune* qu'il laissa à son décès (3).

---

(1) J'ignore encore la *maison* où il mourut.

(2) Un frère de son père avait sans doute hérité de ce titre, avec la propriété de la plus grande partie de cette terre [Voir plus loin].

(3) Il avait une vieille servante, Catherine Mesnard, qui garda

Elle était suffisante pour bien vivre, à l'époque dont il s'agit, dans une petite bourgade de Vendée...

Il résulte de ces pièces que Pierre Dorion était, à son décès, propriétaire des *terres* qui suivent, sur lesquelles il servait à sa sœur, d'ailleurs, 300 livres de rente, avant sa mort.

1° La *Métairie de la Gâtelière* (commune de l'Aiguillon-sur-Vie) (1);

2° La Métairie « *Le Bois de Givrand* » (commune de Givrand) (2) ;

3° 79 aires de *Marais salants* (commune du Fenouiller);

4° 37 aires de *Marais salants* (commune du Fenouiller);

5° *Une Vigne*, ténement des Arpois (Saint-Martin-de-Brem);

6° 20 aires de *Marais salants* (commune de Saint-Hilaire-de-Riez);

7° Une boisselée de *terre*, à *La Bodelinière* (commune du Fenouiller);

8° *Rentes* dues sur les Métairies des *Roullières* (3) et de la *Mortière* (commune de Coëx) (4).

---

les meubles et la maison du défunt de 1777 à 1778, et qui fut nommée *gardienne des scellés* en 1778, quand il fallut déménager le mobilier. — Les héritiers s'en préoccupèrent peu, au demeurant.

(1) Cette ferme existe encore; elle est située au confluent du Gué-Goran et du Jaunay, petit fleuve qui se jette actuellement dans la Vie, à Saint-Gilles-sur-Vie. — Elle est à quelques kilomètres au Sud-est de cette ville.

(2) Cette métairie existe toujours. Elle appartient aujourd'hui à l'un de mes parents, M. A. Gautté, ex-maire de St-Gilles-sur-Vie. Elle vient de la famille de M. de Badereau de Saint-Martin, qui l'avait reçue de sa mère, Grelier de Moine, veuve Mourain de Sourdeval.

(3) Se rappeler que le père de Pierre Dorion était « *Seigneur de la Roullière* » [Voir l'acte de naissance]. — Les *Roullières* se trouvent au nord de la commune de Coex, près de Foullet. — Je les ai citées dans un autre mémoire [M. B. et G. L., *Le préhistorique à Apremont* (V). Roche-sur-Yon, 1905, in-8 f°. — Voir pp. 45-46].

La carte de Cassini n'y indique pas de *maison noble*, ni de *château*.

(4) La ferme de *La Mortière* appartient aussi, aujourd'hui, à

e) Dernière maladie. — Comme le testament olographe est du 2 fév. 1776 (1), comme le Dr P. Dorion cessa d'écrire vers 1775, il est probable que, malade depuis un an, il diagnostiqua sa maladie et en fit le pronostic dès le début de 1776. Il vécut encore un an et demi environ (2).

Une déclaration de Mlle Louise Dorion, lors de la pose des scellés de 1777, est à noter. Elle fit remarquer, en effet, alors, que « chez la demoiselle Gaudon ou chez son père » [Mlle Louise Gaudon et sa sœur Marie-Anne *étaient les héritiers testamentaires* (3) du Dr P. Dorion], il devait y avoir : « UN HABIT COMPLET, de drap gris, NEUF, ainsi que la demoiselle Louise Gaudon l'a elle-même déclaré à Mlle L. Dorion » !

Cette phrase ne peut guère s'expliquer que si la demoiselle Louise Gaudon était *tailleuse d'habits*... Ce qui est possible ; et cela nous renseigne un peu, quoique très vaguement, sur les personnes qui eurent à engager contre la famille le procès qui dura si longtemps.

Toute autre supposition (4) me paraîtrait d'autant

M. A. Gautté, originaire de Commequiers. Elle est située à la source du Gué-Goran ; et on y voit un *Souterrain-refuge*. Elle n'est pas mentionnée sur la carte de Cassini ; elle était donc récente en 1777.

(1) C'est Me Campion, notaire à Croix-de-Vie, qui possède actuellement les minutes de Me Naulleau, procureur en 1776, chez lequel fut déposé ce testament. — Mais cette pièce, qu'a bien voulu rechercher pour nous Me Campion, n'existe plus à l'étude. — Nous n'avons pas pu la retrouver ailleurs.

(2) Cette évolution clinique, étant donné qu'il était âgé de 55 ans, ne semble pas indiquer une *affection maligne*. — Mais il est impossible de se prononcer ; peut-être s'agit-il d'une *affection cérébrale :* hémorrhagie ou ramollissement !

(3) Pièce no II.

(4) A la façon dont elle a mené la procédure, Mlle LOUISE GAUDON devait être une femme de tête et *fort intelligente*. . Elle a lutté jusqu'au bout, payant de sa personne !

plus invraisemblable que ces demoiselles (1) avaient un frère *prêtre* (2) [Jean-Michel-Augustin Gaudon, ancien sénéchal de la baronnie de Jard, prêtre-vicaire de La Caillère (3), en 1779], d'après une des pièces du procès.

f) Succession (Procès). — Dès sa mort, malgré un testament olographe du 2 février 1776, la sœur, Louise Dorion, transporta tous les meubles chez elle, de bonne foi d'ailleurs. Mais, un mois après, le 19 juillet 1777, les *légataires* (4) firent placer les scellés sur les meubles ; et un procès s'engagea entre les parties. Il dura des années, mais nous a fourni des documents très intéressants, que nous avons retrouvés aux Archives de la Vendée (5). Je crois que le *mobilier* fut vendu en 1779 à Saint-Gilles ; mais, en 1784, rien n'était encore terminé !

En effet, en 1784, il y eut aux Sables d'Olonne une adjudication d'un bail d'immeubles délaissés, appartenant à « feu Pierre Dorion, docteur en médecine à St-

---

(1) D'après la pièce n° IV, Mlles Gaudon habitaient en 1778 les Sables d'Olonne. — Elles furent donc obligées de quitter le pays.

(2) Pièce n° III et Pièce n° V.

(3) Commune du Bocage vendéen.

(4) Mlle Louise Gaudon, majeure, Marie-Anne Gaudon, et leur *frère* (de Saint-Gilles-sur-Vie). — Ces personnes étaient « légataires des *deux tiers* des meubles et effets, et *usufruitières* des *trois quarts* des propriétés personnelles et acquets de feu P. Dorion » ; sa sœur Louise Dorion ayant le reste [Pièce n° I].

(5) Pièce n° I : *Requête portant la permission d'apposer les scellés sur les meubles du Dr Dorion* (19 juillet 1777).

Pièce n° II : *Apposition des scellés sur les meubles de feu Sr Dorion, médecin,* du 19 juillet 1777 [E. n° 78].

Pièce n° III : *Cession des biens de Louise Dorion* [*sa sœur*] *contre une rente viagère* [Convention avec les époux Grolleau] (23 octobre 1777).

Pièce n° IV : *Transport des meubles de feu Sr Dorion et apposition* (*nouvelle*) *des scellés* des 26, 27, 28, 29 octobre 1778.

Pièce n° V : *Reconnaissance des scellés apposés sur les meubles de feu Sr Dorion* des 22 et 23 avril 1779 [pour vente ultérieure du mobilier].

Pièce n° VI : *Bail* (1784) *des biens du Sr Dorion* [judiciaire].

Gilles » [*Arch. de la Vendée*, B. 864 (liasse)] ; et ce bai nous apprend que, *sept ans* après sa mort, l'affaire de la succession n'était pas encore réglée ! La justice, à cette époque, marchait d'un pas plus lent qu'aujourd'hui. Je ne sais pas d'ailleurs comment cet interminable et coûteux procès s'est terminé ; je n'ai pas trouvé de pièces pouvant me renseigner à ce sujet (1) !

Saint-Gilles en 1777. — Le docteur Pierre Dorion est mort le 14 juin 1777 (2), avant les grands changements qui devaient modifier la face des choses à Saint-Gilles-sur-Vie... Certes, il a assisté aux débuts de la *Garancière du Poitou*, créée grâce à l'énergie et à l'intelligence de Jean-Chrysostôme Ingoult, mon bisaïeul paternel ; et au développement pris par le *Port* de Saint-Gilles, après son ouverture au commerce des *grains et du sel*. Mais il n'a pu voir les événements de 1778, année qui fut marquée par le mariage de son ami Jean Ingoult et celui de Charles-Jean Dorion (3) avec une sœur de ce dernier ; la création de la *Chambre littéraire* de Saint-Gilles-sur-Vie (4) en 1783 ; et surtout les faits qui se déroulèrent de 1789 à 1792, pendant la *Révolution* française. — Il est certain

(1) Les familles Dorion sont très nombreuses en Vendée à l'heure qu'il est ; mais le temps m'a fait défaut pour rechercher leur filiation avec Pierre Dorion. — Plusieurs Dorion, docteurs en médecine, sont nés en Vendée : A.-Charles Dorion (né à St-Georges de Pointaindoux, le 12 janvier 1853) ; Adolphe Dorion, né à St-Florent-des-Bois, le 5 mai 1869. — R. Dorion (de Coëx), docteur en médecine de 1910, qui exerce aujourd'hui à Coëx, pourrait bien être un descendant d'un Dorion, parent du Dr Pierre Dorion, dont l'aïeul devait habiter *Les Roullières* de Coëx !

(2) *Affiches du Poitou*, 17 juillet 1777, p. 112.

(3) Probablement un parent, qui semble lui avoir succédé à Saint-Gilles-sur-Vie, en 1778.

(4) Cette *Chambre littéraire* a persisté jusqu'à la fin du XIXe siècle. J'en ai fait partie moi-même. Elle a été remplacée récemment par un simple Cercle, politique. — Ce fut un des premiers Cercles littéraires créés en province. Son histoire est à faire. Elle est venue, en Vendée, après celle de Mortagne-sur-Sèvre (1776).

qu'il les aurait compris un des premiers, aux côtés de son ami Jean Ingoult, plus jeune et encore plus ardent (1) que lui. — Son esprit était trop ouvert aux choses de l'esprit (2) pour qu'il n'ait pas saisi de suite la portée des événements formidables, qui se produisirent à cette époque dans ce coin de Vendée, d'ailleurs centre *protestant* notable au moment des guerres de Religion [XVe-XVIe s.], c'est-à-dire deux siècles auparavant.

ETUDES MÉDICALES. — Le docteur Pierre (3) Dorion dut faire toutes ses *études médicales* à la célèbre Faculté de Médecine de Montpellier, puisque c'est là qu'il prit son grade de *Docteur en médecine* (4), rare pour l'époque.

Il fallait, avant la Révolution, faire montre d'une forte vocation, *scientifique* et *médicale*, quand on était Vendéen de naissance, pour trouver la possibilité et le courage de s'en aller, si loin de son pays, à la récolte d'un titre, d'ailleurs très difficile à conquérir. Il est vrai que Dorion avait certainement eu connaissance, avant de quitter les bords de l'Océan pour ceux de la Méditerranée, du voyage exécuté, près de trois cents ans auparavant, par Rabelais, quittant l'Abbaye de Maillezais et Fontenay-le-Comte pour le Languedoc, dans un but analogue !

Nous avons fait, à la bibliothèque et au secrétariat de la Faculté de Montpellier, quelques recherches sur

---

(1) J.-C. Ingoult fut le premier maire, *républicain*, de Croix-de-Vie, en 1792.

(2) Le Dr Dorion a signé, paraît-il, en 1775, une de ses lettres : « Un médecin *philosophe* du Bas-Poitou ! » — Cela est caractéristique.

(3) Son prénom nous a été donné par les *Archives de la Vendée* (Barbaud) et son acte de naissance.

(4) Titre donné par une lettre aux *Affiches du Poitou* (17 juillet 1777, p. 112).

le passage de notre compatriote dans cette ville. M. le Bibliothécaire n'a rien trouvé; et M. le Secrétaire de la Faculté ne nous a pas répondu à ce sujet...

II. — Dorion Médecin et Savant.

1. —Dorion comme Médecin. — Nous avons recherché, dans les bibliothèques de Paris, les écrits qu'auraient pu publier Dorion, avant de quitter les bancs des écoles. — Nous n'avons absolument rien découvert.

a) *Praticien.* — A sa mort, on trouva chez lui peu d'instruments ou appareils de médecine ou de chirurgie. L'inventaire, fait en 1778, ne signale que : 1° un étui *à instruments de chirurgie ;* 2° un étui à *trois lancettes ;* 3° *un baromètre* et *deux thermomètres* (sans doute ceux qui servirent à ses observations météorologiques), dans une caisse spéciale ; 4° un baromètre et un thermomètre « montés » ; 5° un mortier de marbre blanc et un autre de bronze ; etc.

Comme objets professionnels, signalons encore : « trois *éperons* », un « *caparaçon* » (couverture de cheval), une selle de cheval à deux housses, etc., etc. (1).

Il est certain que Dorion fut un *Praticien de campagne* renommé et un *Médecin émérite*. Pour en être convaincu, il suffit de lire la lettre, qui annonça sa mort aux *Affiches du Poitou* ; les *éloges*, que lui décerna, à plusieurs reprises, le Rédacteur en chef de cette publication ; l'article signé, que Dorion écrivit, en 1775, sur les *maladies* observées par lui ; ses premières lettres, non signées, sur la manière de traiter les personnes en danger de mort à la suite de *submersion ;* et ses observations cliniques diverses,

(1) A cette époque-là, les médecins du pays n'avaient pas de voiture ; ils n'allaient voir leurs malades *qu'à cheval !*

etc. (1). — A défaut de documents, confirmatifs à ce point de vue, ses publications en témoignent...

En 1779, un correspondant de Coëx écrivait aux *Affiches* et disait d'ailleurs (2) :

« *Feu* M. Dorion, médecin à Saint-Gilles-sur-Vie, dont vous nous avez appris qu'il y avait plusieurs lettres dans vos feuilles (3), faisait grand cas de cette fontaine : *La Girardière*, de Coëx (V.). Il en parle beaucoup dans ses ouvrages (4), restés *manuscrits*, que sa famille ou ses amis, qui en sont dépositaires, devraient publier, comme vous nous l'avez dit aussi. »

Cela prouve qu'il s'était de bonne heure intéressé à l'*Hydrologie*. — Peut-être même est-ce lui, encore, qui prôna les eaux d'une fontaine de Coëx (V.) contre le *Scorbut* (5)? Mais ce n'est pas certain.

b) *L'Homme privé*. — P. Dorion a été, vers la fin de sa vie, l'ami des personnalités les plus importantes de la région. Il nous l'a dit, en parlant de M. Jean Ingoult(6), alors *Directeur de la Garancière du Poitou*, habitant Croix-de-Vie, armateur des plus habiles et commerçant des plus intelligents. — Il avait donc des relations étendues, et par suite une clientèle nombreuse.

La fortune qu'il laissa montre d'ailleurs qu'il avait dû accroître son patrimoine.

---

(1) A sa mort, il ne possédait plus de cheval. Il n'exerçait donc plus, depuis quelque temps, sans doute depuis le début de la maladie, qui avait *brisé* sa plume vers 1774-75 !

(2) *Affiches du Poitou*, 1779, 12 août, n° 32, p. 127.

(3) Allusion à l'*article nécrologique* de 1777.

(4) Ce correspondant semble, par suite, avoir vu les Manuscrits de Dorion.

(5) *Affiches du Poitou*, 1779, p. 102.

(6) Jean Ingoult est notre *bisaïeul* paternel. — Nous publierons sous peu la biographie de celui qui fut le premier Maire de Croix-de-Vie (1792). — Les familles Ingoult et Dorion s'unirent par la la suite [Mariage d'un Dr Ch. J. Dorion avec une sœur de J. Ingoult].

En tout cas, s'il n'était pas *chasseur* (1), il aimait... modérément... le *bon vin* (2)!

II. — Dorion comme Savant. — Le Dr Dorion fut un *savant* véritable, possédant les deux qualités nécessaires pour mériter ce titre, rare au XVIIIe siècle. Il avait le don, naturel, de l'Observation précise ; et, de plus, il était un Erudit. — Il est facile de donner la preuve de ces deux affirmations.

1° Qualités d'Observation. — *a)* Pour avoir remarqué et compris l'importance de la découverte de l'*Ambre gris* sur les côtes du pays qu'il habitait, et pour avoir décrit, comme il l'a fait, la récolte de cette substance, qu'il s'est donné la peine de recueillir lui-même, il ne fallait pas être le premier venu, même si l'on était Docteur en Médecine! — Combien de Praticiens de nos campagnes, qui, de nos jours, assistent à des phénomènes encore plus intéressants, et qui n'en ont jamais cure?

---

(1) On a trouvé chez lui « un *couteau de chasse*, avec un ceinturon de cuir »! — Mais je suppose que c'était plutôt à titre d'arme défensive dans ses tournées médicales nocturnes...

D'ailleurs je n'ai pas noté de *fusil*, mais seulement « une petite boîte de mitraille » !

(2) Sa cave était assez peu garnie. — L'inventaire détaillé de 1778 ne comportait que :

54 bouteilles d'une « liqueur, qui a paru rouge » au greffier; six quarts et 2 bouteilles, où il y avait un peu de liqueur ou vin »!

Mais, lors de l'apposition des scellés, en 1777, il y avait, d'après le même greffier : « 89 bouteilles de vin rouge de Bordeaux ; sept bouteilles et demie de vin du pays ; une bouteille, à moitié pleine, de *Vanille de Marie Brizard* (déjà !) ; une bouteille de vin de liqueur ; une bouteille de liqueur rouge ; une demi-bouteille sirop d'orgeat ; 4 chopines de liqueur ; deux demi-chopines de liqueur ; une demi-bouteille de Malaga ; deux toupettes de liqueur rouge. »

Conclusion : En un an, Mlle Louise Dorion, sa sœur, alors gardienne des scellés, paraît avoir consommé 89 — 54 = 35 bouteilles de vin de Bordeaux ; et presque toutes les liqueurs ! — *Ab uno disce omnes...*

b) On pourrait en dire autant pour ses belles constatations, en ce qui constitue l'Ethnographie du Marais de Mont, ce pays encore si curieux et si peu connu ; pour l'intérêt qu'il porta aux *Maladies de la Garance* ; etc., etc.

c) On peut faire la même réflexion à propos de sa remarque, sensationnelle, en 1761, mal interprétée par un correspondant du *Mercure de France*, relativement au fameux faux *Homme marin !* Pour s'être donné la peine, à cette époque, de rédiger des notes sur cette observation, en risquant d'être la risée de son entourage et de ses contemporains (ce qui faillit arriver d'ailleurs), il fallait avoir le *Feu sacré*, et savoir placer au-dessus de tout les satisfactions intimes que donne la recherche désintéressée d .s faits scientifiques...

2° Observation du prétendu Homme-marin. — Pour mettre en relief les belles qualités de Dorion, et comme *savant* et comme *journaliste scientifique*, il importe, au demeurant, de raconter, tout au long, cette affaire du faux *Homme-marin*, qui lui a valu les moqueries, d'ailleurs déguisées, de savants venus après lui (en particulier A. D. de la Fontenelle de Vaudoré et J. Piet fils), parce qu'ils n'avaient pas eu soin de se documenter suffisamment sur ce qu'avait écrit, en réalité, P. Dorion lui-même à ce sujet !

Vers 1761, le Dr Dorion avait entendu raconter des « histoires », relativement à une prétendue découverte, extraordinaire, faite à Noirmoutier... Il avait consigné, à ce sujet, quelques-uns des « On dit » de l'époque, dans des notes *manuscrites*, qu'il eut le malheur de confier, un jour, à l'un de ses amis des Sables-d'Olonne.

Celui-ci n'eut rien de plus pressé que de les communiquer au grand journal d'alors, le *Mercure de France* (1), en signant sa lettre du nom de Raymond,

(1) Raymond. *Lettre sur quelques événements qui appar-*

— qui n'est, sans doute, que son *prénom* — personnalité dont nous ignorons de reste le nom véritable.

1er récit (1761). — Voici le passage de la lettre en question, signée Raymond, et datée des Sables le 24 septembre 1761.

Au mois de juin de cette année [1761], deux JEUNES FILLES (1), de l'Isle de Noirmoutier, y cherchaient des coquillages dans le creux des rochers. Une d'elles vit, dans une espèce de *grotte*, formée par la nature, un *Animal*, de FORME HUMAINE. Cet animal, aussitôt qu'il la vit, se tint *droit* et s'appuya sur ses deux mains. *Elle* appela sa compagne, qui, étant armée d'un dard, l'enfonça dans le cœur de l'animal (2), qui fit un gémissement semblable à celui d'une personne! Les jeunes filles lui coupèrent les mains, qui avaient des *doigts* et des *ongles* bien formés, avec des *nageoires* entre les doigts.

Le *Chirurgien* de l'Isle (3) s'y transporta; il rapporte que ce monstre marin était de la taille du plus gros homme qu'on puisse imaginer; que sa peau était *blanche*, d'une couleur semblable à la chair d'un homme noyé; qu'il avait un sein de femme très formé, le nez aplati, la bouche grande, le menton orné d'une espèce de *barbe*, formée d'écailles délicates, et qu'il en avait de semblables parsemées comme par bouquets sur toute l'étendue du corps; sa queue était celle d'un *poisson*, et, au bout, il s'y trouvait des espèces de pieds.

Ce poisson extraordinaire fait souvenir de celui qui est

---

tiennent à l'histoire naturelle. — *Mercure de France*, Paris, 1761, mois de novembre [Voir pp. 207-208]. [B. N. — L²c/39].

(1) A noter que les observateurs sont, en réalité, des FEMMES, et même des JEUNES FILLES! — Un tel témoignage n'est évidemment pas fameux...

A noter aussi que cette trouvaille dans une GROTTE est sujette à caution, car les grottes sont plutôt rares à Noirmoutier.

(2) Il est très probable que le dit animal était déjà *mort*, en réalité.

(3) Dorion a connu ledit *Chirurgien*; il a donc existé. — Nous n'avons pas pu retrouver son nom.

A cette époque (1761), il y avait d'ailleurs à Noirmoutier plusieurs Chirurgiens.

décrit par LINNEUS en ces termes : « *Lamia, facie hominis, mammis virginis, corpore quadrupedis squammato, pedibus anterioribus feræ, posterioribus pecoris.* » Ce qui, traduit en français, veut dire : « *Lamie*, qui a la face d'un homme, les mamelles d'une fille, le corps d'un quadrupède écailleux, les pieds de devant d'une bête fauve, et ceux de derrière d'un quadrupède ».

Il paraît quelque différence, entre ce dernier animal et la femme marine, qui a paru dans l'Isle de Noirmoutier. Celle-ci paraît approcher davantage de la forme humaine (1).

Cette notice avait donc été envoyée au *Mercure de France* par l'ami (2) du Dr Dorion, qui avait ainsi trahi sa confiance, puisque notre auteur ne l'avait pas chargé d'une telle mission, en lui confiant des notes sur cette douteuse affaire (3) ! Qui plus est, ce faux ami s'était bien gardé de dire de qui il tenait cette observation : ce qui était peu correct et plus grave...

Evidemment, le Dr Dorion se froissa du procédé et

(1) Il pourrait très bien se faire que, si le fait n'a pas été *inventé de toutes pièces* par l'une des jeunes filles (ce qui n'aurait rien d'extraordinaire : on a vu plus fort que ça !), il ne s'agisse, en somme, que d'un PHOQUE ! On en a observé, récemment encore, sur les côtes de Vendée [*Phoca vitulina*], qui ont été capturés : à *Noirmoutier*, le 11 nov. 1911 (B. S. N. O., 1911, p. X), et à *l'Ile d'Yeu* (B. S. N. O., 1899, p. VI).

Ce diagnostic est d'autant plus soutenable que, depuis les temps préhistoriques les plus éloignés [le Paléolithique], les Phoques du Golfe de Gasgogne, qui ont dû remonter les grands fleuves, ont frappé l'imagination des Hommes. — Les Paléolithiques ont, en effet, gravé des phoques sur os ; et ces pièces ont été retrouvées dans des grottes du bassin de l'Adour, en particulier.

(2) Ce qualificatif est de Dorion lui-même (Lettre du 17 avril 1774).

(3) Il est certes très possible qu'en 1761 Dorion n'ait pas eu tout à fait les mêmes idées qu'en 1774 sur les *Monstres Marins* ; pourtant il dit le contraire dans une lettre ! — Mais, peu importe, puisqu'il n'aurait jamais publié ces notes lui-même, avant d'avoir fait une *enquête* préalable, en raison de ses habitudes scientifiques d'abord et de sa probité d'homme de lettres ensuite : enquête qu'il fit d'ailleurs plus tard, sans y être contraint le moins du monde par ce qui avait été publié à son insu.

rectifia les choses dès qu'il le put, c'est-à-dire dès qu'il fut bien ancré à la rédaction des *Affiches du Poitou* (1774). Il lui avait été d'autant plus désagréable de voir publier ce conte de bonne femme, — ou plutôt cette histoire de jeunes filles! — que, depuis, il avait appris, au cours d'un voyage à Noirmoutier (1), qu'on l'avait *mystifié*, et qu'il ne s'agissait que de racontars.

D'ailleurs sa lettre mérite d'être reproduite presque en entier, car elle est vraiment digne d'un *Homme de Science*, et d'un *Journaliste* qui se respecte, et veut faire respecter la Science.

En voici les passages qui nous intéressent :

1° *Observation.* — En 1761, on parla beaucoup, dans cette contrée [Noirmoutier], d'un prétendu *Homme-marin*, que l'on disait avoir été aperçu à la côte de Noirmoutier.

J'en fis moi-même une sorte de relation, seulement sur les rapports qui me furent faits dans les premiers moments où cette nouvelle curieuse fut répandue ; et je la *communiquai* même à quelques *amis*. Cette relation donna lieu à un mémoire, dont je fus fort ÉTONNÉ de voir la mention dans le *Mercure* du mois de novembre de la même année (p. 205). Je dis que ma relation put donner lieu à ce mémoire, parce que j'y trouvais précisément une phrase latine de Linneus, dont je l'avais apostillée !

Cette relation, faite sur des ouï-dire qui ne venaient même que de personnes du peuple, telles que des *pêcheurs*, n'aurait pas dû être présentée au public comme le récit d'un fait CONSTATÉ ; mais, si j'ai donné lieu à une erreur, je dois chercher à la détruire, ayant même fait peu de temps après les démarches nécessaires, pour m'assurer des circonstances de cette singulière aventure.

On y citait, en témoignage, un *Chirurgien*, qui m'a *juré* ne s'être point transporté sur les lieux, comme on l'annonçait, et qu'on lui avait seulement montré une des nageoires

(1) Il a dit, en effet, qu'il avait été, à l'*Abbaye Blanche*, voir un poisson *monstrueux* [Lettre du 17 avril 1774].

de ce prétendu homme-marin, qui, vraisemblablement, n'était et ne pouvait être qu'un *poisson* extraordinaire.

Dès ce temps-là, je ne croyais point aux *Hommes-marins*, quoi qu'en disent des voyageurs, et même des naturalistes estimables...

2° 2e *Cas.* — « Quelque temps après, on répandit une pareille historiette, calquée sur la première. Un particulier affirma avoir vu, sur la même côte, un *poisson, à figure humaine*, qui avait le visage appuyé sur une de ses mains... Il courut chercher des témoins pour jouir de ce spectacle. Le poisson merveilleux avait disparu ; et on traita cet homme de *visionnaire !* Mais il raconta son aventure ailleurs; et il persuada quelques personnes. Vous connaissez la crédulité du peuple. Le fait passa pour constant dans la contrée, d'où il se répandit au loin et fut également cru.

Chaque habitant du lieu prétendit avoir vu l'*Homme marin...* »

3° *Autre fait.* — « J'ai vu, chez les religieux de l'*Abbaye Blanche*, de l'île de Noirmoutier, un poisson, hideux, ayant auprès de la queue deux courtes nageoires, imitant assez bien les ailes d'une chauve-souris, une gueule énorme, ayant trois rangs de dents serrées et pointues, et la tête ressemblant à celle d'un *crapaud !* Sa largeur était celle d'une *raie* ordinaire. Sa queue était arrondie comme celle du *Lubin* (1) ou du *Merlu :* poissons que tous les marins connaissent.

« Je vous occupe aujourd'hui de ce prétendu *Homme marin*, aperçu en 1761, parce qu'il s'agit de DÉTRUIRE UNE ERREUR, conservée en quelque sorte par l'IMPRESSION, dans ces temps éclairés ; et que cette erreur tient à l'histoire des *préjugés du Peuple* (2) de cette contrée:

---

(1) C'est-à-dire la *Lubine*.

(2) *L'auteur parle alors d'un Mémoire, qu'il a commencé* autrefois, sur les « MONSTRES MARINS », et d'un autre mémoire sur « CÔTE MARITIME DU BAS-POITOU. »

objet moral qui entre aussi dans le plan de votre feuille. »

Ainsi donc le Dr Dorion indique nettement qu'on *a abusé de son nom*, et qu'on n'aurait pas dû écrire qu'il avait fait cette observation lui-même et vu ledit *Homme marin* (1), *auquel il n'a jamais cru* (2)*!* — Cette lettre montre à la fois et sa conscience de savant honnête et sa profonde érudition. — Il appelle les pêcheurs de la Crosnière, qui auraient censément vu cet « homme-marin », des « *visionnaires* » (3)! — La chose était donc réglée.

Mais sa protestation resta, bien entendu, sans écho; et le *Mercure de France* ne s'en aperçut même pas.

Aussi, le 28 août 1809, de Poitiers, Jouyneau-Desloges crut-il devoir écrire, lui-même, au *Mercure de France* (4), une lettre, où il rappelait la protestation du Dr Dorion contre l'article de 1761, à propos d'une découverte qui venait d'être citée pour l'Ecosse dans cette même revue (5). — Il débutait ainsi :

---

(1) Les auteurs, qui ont indiqué cette observation, ont voulu voir, dans ce pseudo « *homme-marin* », un véritable *Poisson !.....*

(2) A. D. de la Fontenelle de Vaudoré (1844), dans sa réédition de Cavoleau (pp. 468-469), déclare qu'il y voit le *Diable* ou *Grenouille de mer*, c'est-à-dire *La Lophie Baudroie*. — J. Piet parle aussi de *Lophius piscatorius*, c'est-à-dire de Baudroie. — Mais cette détermination et la description du « monstre » de 1774 ne correspondent guère. — Cela ne peut se rapporter d'ailleurs qu'au « poisson hideux », vu par Dorion à *l'Abbaye Blanche !*

Et au demeurant, ce poisson, vu plus tard à Noirmoutier chez les religieux de *l'Abbaye Blanche* par le Dr Dorion, peut très bien être une *Baudroie*, « puisque Dorion lui-même le compare » à un « *Crapaud* » !

Mais cette « Baudroie » n'a rien à faire avec le fameux *Homme Marin*... Et cette question reste ouverte et sans solution jusqu'à nouvel ordre, si l'on n'admet pas mon hypothèse « *Phoque* ».

(3) Réflexion très juste et très importante.

(4) Jouyneau-Desloges. — *Lettre au Rédacteur du Mercure de France*. — *Mercure de France*, 1809, septembre [Voir pp. 113-116]. — [B. N. = L² c/41].

(5) *Mercure de France*, Paris, 1809, 5 août, n° 420 [Art. de M. Salgues].

« Une fable, qui venait d'une autre côte moins éloignée de nous, a été annoncée dans ce journal il y a un peu moins de cinquante ans (1) et ne fut *contredite* qu'environ treize ans après, dans un autre journal, par celui même qui *croyait* y avoir donné lieu. Il déposa sa rétractation dans une *feuille de province* [mots soulignés dans le texte], que je rédigeais alors, et que l'on voulait bien, même à Paris, distinguer parmi toutes les *feuilles* du même genre... Le nouvel article que je vous propose sera [presque?] de l'inédit (2).

Le correspondant, qui me l'avait fourni, est feu M. DORION, mort il y a trente ans, médecin à *Saint-Gilles-sur-Vie*, petit port du ci-devant Bas-Poitou, sa patrie. Je lui ai dû beaucoup d'autres articles, également intéressants ; et IL ME RESTE ENCORE QUELQUES-UNS DE SES MANUSCRITS, qui prouvent son goût pour les connaissances utiles. Voici, MM., celle de ses lettres, que je vous ai promise et qui fut insérée dans mes *Affiches du Poitou* du 14 avril 1774... [Suit l'article en question] ».

D'un autre côté, J. Piet, en 1863 (3), a écrit, à ce propos, ce qui suit :

La *Lophie Baudroie* (*Lophius piscatorius* L.), Vulg. *Diable de Mer*, *Grenouille de Mer*. — Ce poisson hideux est assez souvent rejeté à la côte par les flots. Sa tête est excessivement grosse ; sa gueule énorme, armée de trois rangées de dents, lui donnent l'aspect d'un *Crapaud*, d'une taille démesurée. Il y en a qui ont jusqu'à sept pieds.

C'est l'apparition d'un poisson de cette espèce, sur les côtes de notre île, qui, en 1761, donna lieu à des récits merveilleux dans tout le Poitou (4). Les uns lui avaient vu une tête de vache ; d'autres une tête humaine. Enfin le bruit

---

(1) *Mercure de France*, Paris, 1761, novembre, p. 205.

(2) Il s'agit de celui déjà paru en 1774 dans les *Affiches du Poitou*.

(3) Jules Piet: — *Recherches top., stat. et hist. sur l'Ile de Noirmoutier*, par Fr. Piet. — Nantes, 1863, in-8°, 725 p. [Voir p. 229] [B. N. = L 7 K/10/823].

(4) Ceci n'est pas très exact. — Il n'y a que le *Mercure de France* qui ait parlé du fait; on l'a vu plus haut.

se répandit que c'était un homme-marin, et, d'après une relation de M. Dorion, médecin à Saint-Gilles-sur-Vie (1), le *Mercure de France* et tous les journaux du temps donnèrent le fait pour certain. Il ne fut démenti qu'en 1774 par ce même M. Dorion, qui avoua avoir été trompé par de faux rapports et surtout par le témoignage d'un chirurgien, qui lui avait affirmé avoir vu une des nageoires du prétendu homme-marin [*Mercure de France*, nov. 1761 et sept. 1809. François Piet] (2).

La Lophie se cache dans les rochers, se couvre de varechs et là épie les autres poissons, qui, prenant ses larges filaments pour des vers, s'en approchent sans défiance et deviennent sa proie.

Comme on le voit, c'est, en somme, son ancien Rédacteur en chef des *Affiches du Poitou*, le vaillant journaliste poitevin Jouyneau-Desloges, qui tint à remettre les choses au point. Il voulut liquider définitivement cette affaire, qui fait tant d'honneur à l'*écrivain* Pierre Dorion, et à lui-même !

a) Dorion Naturaliste. — En dehors de ses qualités de *Médecin*, Dorion avait celle du *Naturaliste;* ce qui n'a rien d'extraordinaire pour l'époque. Elle est prouvée par sa fameuse observation de l'*Homme-marin*, qui au début fut mal interprétée, et qu'il remit au point treize ans plus tard, avant de mourir (3); et surtout par sa note sur l'*Ambre gris des Côtes de Vendée* (4). — On lui doit aussi la description du *poisson*, rare et

---

(1) En réalité, on a lu ci-dessus que ce n'est pas lui qui a *publié* le fait !

(2) Jules-F. Piet fait certainement une confusion entre le « faux homme-marin » de 1761 et le « poisson hideux », vu par le Dr Dorion, à l'Abbaye de La Blanche. — Il a mal lu, s'il l'a lu, l'article des *Affiches du Poitou*.

Ce qu'on a vu, en 1761, ne peut pas être une Baudroie, mais doit être un Phoque, comme j'ai essayé de le montrer plus haut.

(3) Voir sa *Lettre* aux *Affiches du Poitou* du 17 août 1774.

(4) Voir sa 3e *Lettre* du 8 juillet 1773 à la même Revue.

extraordinaire, observé à l'Abbaye de La Blanche à Noirmoutier. Il l'appela *Diable de mer*.

b) Dorion Folkloriste et Ethnographie. — Mais, où il fut un précurseur véritable, c'est en matière de *Folklore*.

Son article (1) sur les *Bouzas* et les *Fêtes du Feu (Noces noires)* dans le *Marais de Mont* lui valut les éloges d'un des hommes les plus compétents de la Province, qui en prit prétexte pour proposer au Gouvernement d'établir une Manufacture de Sel d'Ammoniac en Bas-Poitou : établissement qui, bien entendu, ne vit jamais le jour ! Dorion avait, au demeurant, retrouvé là les derniers vestiges du célèbre Culte antique de la *Conservation du Feu*, comme j'ai essayé de le montrer, tout récemment, moi-même (2).

Dans une lettre adressée le 27 décembre 1809 à M. le Secrétaire perpétuel de l'*Académie celtique* (3), M. Jouyneau-Desloges, alors membre de cette Académie, a d'ailleurs reproduit *in extenso* l'article sur les *Noces Noires* des Marais du Bas-Poitou. Il s'exprima alors ainsi :

Lettre adressée aux *Affiches du Poitou* [qu'il avait dirigées de 1773 à 1781] par M. Dorion, Médecin à Saint-Gilles-sur-Vie, en Bas-Poitou, mort il y a environ 30 ans.
En voici la copie tout entière...

M. Jouyneau-Desloges, avec son amabilité coutumière et son fin esprit, ajoutait, au demeurant :

« Vous reconnaîtrez dans cette lettre un esprit *observateur*, des *idées saines*, et un *style* convenable, qui nous fait

(1) Voir sa 4e *Lettre* du 19 août 1773.

(2) Marcel Baudouin. — *Derniers vestiges en France du Culte du Feu*. — *Paris Médical*, 1912, t. III, pp. 763-767, figures.

(3) Jouyneau-Desloges, *Lettre... sur les* Noces Noires *des Marais du Bas-Poitou*. — *Mém. de l'Acad. celt.*, etc., Paris, 1810, t. V [Voir pp. 275-280].

regretter que l'auteur ne soit plus au nombre des vivants.

Il eût été, pour l'Académie celtique, un correspondant très utile pour la contrée qu'il habitait : une de celles, peut-être, où il y a le plus à recueillir pour la partie morale de vos recherches... »

Cette relation d'une coutume si curieuse, totalement disparue aujourd'hui, est, en effet, un document fort précieux, voire même unique.

Cette tradition n'a été sauvée de l'oubli que grâce au talent d'Observateur, de Folkloriste et d'Ethnographe, de Dorion !

On doit donc lui en être très reconnaissant.

c) DOCUMENTATION PERSONNELLE. — Pour constater que le Dr Dorion était un *érudit*, au sens réel du mot, il suffit de relire son article sur la trouvaille de l'*Ambre gris*. On verra que, quoiqu'habitant un pays perdu dans l'ouest de la France, un petit port de pêche et de cabotage, et quoique très éloigné de tout centre intellectuel, il était *très documenté* sur cette question, qui pourtant s'était posée à son esprit de la façon la plus *inattendue* et la plus *imprévue !*

Il a cité, en effet : le *Dictionnaire d'Hist. Nat. de Valmont de Bomare ; l'Histoire Naturelle de l'Air et des Météores de l'abbé Richard*, etc., etc.

a) *Bibliothèque*. — Cela veut dire qu'il possédait, dans son cabinet de Saint-Gilles-sur-Vie, une *Bibliothèque* très bien montée, non seulement de médecin de campagne, mais de *naturaliste* très averti pour l'époque. Il y recevait la *Gazette salutaire*, les *Affiches du Poitou*, et sans doute bien d'autres publications scientifiques, que nous ignorons.

Nous avons cherché à nous rendre compte du contenu de cette bibliothèque; et nous avons fini par découvrir un document, manuscrit, que l'on retrouvera en note plus bas et qui nous renseigne, sinon sur les *titres* des ouvrages qui la composaient, du moins sur leur nombre et sur leur format.

D'après un Inventaire, dressé un an après sa mort, le Dr Pierre Dorion possédait : « 11 in-folio ; 24 in-4° reliés ; 8 in-4° brochés ; 9 in-8° ; 36 in-8° reliés ; 4 in-8° ; 205 in-12° ; 63 petit in-12° ; 26 vieux livres. Soit un total de 386 volumes. —Ce qui est considérable, pour l'époque et pour la région !

Dans sa lettre de 1774 sur *l'Homme marin*, P. Dorion prouve qu'il possédait un *Linné*, et qu'il lisait M. de Buffon, Claude Nicaise, M. Pluche ; qu'il était abonné au *Journal de Médecine*, en 1765 ; qu'il recevait et lisait le *Mercure de France*, etc.

Il y avait, en outre, dans sa bibliothèque : 274 brochures, et *six* cartes en toiles. — Son Cabinet comprenait donc au moins : 274 + 6 + 386 = 666 numéros, qui devaient évidemment se rapporter presque tous à sa profession ou avoir trait à la nature de ses recherches (1).

A l'heure présente même, bien peu de Médecins de Campagne de Vendée possèdent un nombre aussi considérable d'ouvrages professionnels !

---

(1) On lit, en effet, dans le Procès-verbal de 1778, ce qui suit : « *Un Etui à instruments de Chirurgie*, dans lequel il y a une paire de mauvais ciseaux ; *onze volumes, in-folio*, de différents auteurs; une petite boite pleine de COQUILLAGES et PIERRES DE MER ; un *médailler en bronze*, où sont représentés les bustes de différents grands hommes ; un étui avec *trois lancettes ;* un *baromètre* et *deux thermomètres* dans une caisse, emballés et ficelés ; VINGT-QUATRE VOLUMES in-quarto de différents ouvrages de différents auteurs ; HUIT autres volumes brochés, in quarto ; plus TRENTE-SIX volumes reliés in-octavo de différents auteurs et ouvrages ; QUATRE autres livres in-octavo aussi de différents ouvrages ; plus 205 volumes in-12° de différents ouvrages et auteurs ; 63 volumes petit in-12° ; *neuf* autres volumes in octavo ; plus 74 brochures de différents ouvrages et auteurs ; finalement 26 vieux livres ou bouquins, de différents auteurs et ouvrages; plus *six cartes*, montées sur toiles. »

b) *Collections.* — Evidemment, il n'était pas collectionneur. Mais, cependant, on trouva, à sa mort : « une boîte pleine de *coquillages* et de *pierres de mer* ».

C'est dire qu'il ne recueillait que les objets qui servaient à ses études. Il est probable que cette boîte renfermait le fameux morceau d'*Ambre gris*, auquel nous ferons plus loin allusion.

d) Dorion agriculteur. — A. D. de la Fontenelle de Vaudoré (1), en 1844, a rapporté un dire de M. de Fontanes, Inspecteur des Manufactures du Poitou, et père du premier grand-maître de d'Université de France, d'après lequel il déclare qu'il a été aidé, dans ses recherches sur l'établissement d'une Garancière en Bas-Poitou, à Croix-de-Vie, « par le Dr Dorion, médecin à Saint-Gilles-sur-Vie », qu'il traite de Savant, et qui serait (?) l'auteur d'un Ouvrage intéressant sur cette « Garancière ».

Comme on le voit, le nom du Dr Pierre Dorion est encore mêlé à l'une des plus intéressantes tentatives, en matière d'Agriculture, qui aient été faites sur les côtes de Vendée ! Ce devait, par suite, être un Botaniste émérite.

e) Dorion météorologiste. — C'est en 1775 que Dorion a commencé à publier, dans les *Affiches du Poitou*, les Observations météorologiques, faites par lui en 1774 à Saint-Gilles-sur-Vie ; et cette publication ne semble avoir été interrompue que par sa mort, en 1776 (2).

Il y indique surtout ce qui concerne la direction des vents, la pluie, les nuages, etc. Pour l'époque, et pour le département auquel elles correspondent, ces constatations sont très importantes, car elles avaient pour

---

(1) *Stat. ou Descript. du Dép. de la Vendée, etc.* [*Loc. cit.*].

(2) 1er *Article :* 1775, 16 mars, n° 11, pp. 46-47. — Les suivants se trouvent dans les nos 12 (pp. 50-51) ; 13 (pp. 55-99) ; 14 (pp. 59) ; et 15 (p. 62).

but la recherche des causes des *Naufrages*, alors très fréquents sur les côtes du Bas-Poitou.

Cette publication et ce mémoire ont pour origine d'ailleurs une suggestion de la Rédaction des *Affiches*, qui est au demeurant consignée en des termes très flatteurs dans cette revue (1).

Nous avons invité M. Dorion, docteur en médecine, résidant à Saint-Gilles-sur-Vie du Bas-Poitou, de vouloir entreprendre ce travail : Détermination de la CAUSE des NAUFRAGES survenant sur les côtes de l'Océan. Nous étions bien sûr que personne n'était plus en état que lui de l'exécuter ! Nous avons depuis longtemps des preuves multipliées de ses connaissances, de son goût pour les observations utiles, et de son zèle pour le bien public. Nous sommes d'ailleurs accoutumé à ses complaisances ; nous lui devons beaucoup de secours et nous saisissons cette occasion de lui en témoigner publiquement notre juste reconnaissance !

Toutes les *Lettres d'un Médecin du Bas-Poitou* sont de lui. Nous en avons encore plusieurs autres, ainsi que plusieurs MÉMOIRES, *très importants*, *très essentiels* pour tout le Bas-Poitou maritime, et que nous ferons connaître. Nous ne craignons pas de dire que ces Mémoires sont tels qu'ils assurent à leur auteur la réputation d'un homme de *mérite*, d'un *observateur* judicieux, d'un bon *citoyen*, digne de l'estime publique et de la protection du Gouvernement, qui désire que les Hommes intruits communiquent leurs lumières.

M. Dorion consacre à faire et à écrire des remarques utiles, laborieuses, éclairées, et toutes relatives à sa profession, qui embrasse à la fois les connaissances propres au *Physicien*, au *Naturaliste*, au *Botaniste*, à *l'Agriculteur*, à *l'Astronome*, tout le temps dont il peut disposer, au milieu de ses pratiques et de ses affaires particulières. Nous lui rendons, ici, au nom de la Patrie, l'hommage que nous devons à ses talents et à son zèle. Il a bien voulu se charger de faire, dans sa résidence, voisine de la mer, les observations météorologiques demandées par un citoyen de Mar-

(1) *Affiches du Poitou*, 1775, 2 février, n° 5, p. 17.

seille. Il vient de nous en adresser la table, que nous publierons dans la feuille du 16 février. Cette première table comprend depuis le 14 août 1774 jusqu'au 31 décembre (1).

M. Dorion veut bien nous promettre de continuer assidûment ces observations, de mois en mois, et de nous les adresser, pour les rendre publiques, jusqu'à ce que le citoyen de Marseille puisse en tirer un résultat relatif à celles qu'il fait sur les côtes de la Méditerranée.

Vraiment, jamais, à notre époque, un Rédacteur en Chef n'oserait vanter ainsi les mérites de l'un de ses collaborateurs ! Mais, en 1775, le vrai *Journalisme* scientifique avait encore du bon, s'il était, d'ailleurs, aussi mal payé, en *espèces*, qu'il l'est à l'heure présente !

Plus loin, M. Jouyneau-Desloges disait encore (2) :

Il est certain que M. Dorion donne un exemple bien recommandable de zèle pour le bien public et d'attachement aux devoirs de sa profession.

Et il concluait :

On voit donc que des observations météorologiques, faites avec exactitude, assiduité, peuvent être, par leur publicité, d'un grand avantage. Elles sont utiles à l'agriculteur, au médecin, au voyageur, au navigateur.

Il faut lire (3) la réponse du citoyen de Marseille, M. V. Piston, relativement aux recherches de Dorion, pour comprendre ce qu'il fallait d'énergie, à cette époque, pour entreprendre de telles recherches en Bas-Poitou ! On y trouvera, en outre, d'intéressantes remarques sur l'emploi du *Baromètre*, du *Thermomètre*, etc.

---

(1) Les observations, relatives à 1775, ont paru : 1775, n° 22 (pp. 92-94) ; n° 24 (p. 101) ; n° 27 (p. 115) ; n° 39 (p. 162) ; n° 49 (p. 203) ; n° 52 (p. 219).

(2) *Affiches du Poitou*, 2 mars 1775, n° 9, p. 39.

(3) *Affiches du Poitou*, 14 septembre 1775, n° 37, p. 153.

f) DORION JOURNALISTE. — Le Dr Dorion était un *journaliste* de race : chose rare à cette époque. Une preuve en est donnée par sa collaboration, constante et très régulière, aux *Affiches du Poitou*, auxquelles, chaque semaine, il adressa une chronique locale, dès leur fondation (1773) et jusqu'à sa mort (1776).

Une autre preuve, meilleure encore, c'est la lettre qu'il écrivait le 11 novembre 1773 (1), et dans laquelle il prouvait de quelle façon les *Affiches du Poitou*, en vulgarisant les modes de traitement de la *Submersion*, avaient été la cause de la guérison d'un enfant. Il fallait être sûr de soi pour écrire de telles choses avant la Révolution !

Par cette lettre, en effet, Dorion prouvait qu'il avait de suite compris le rôle de la *Presse* comme *moyen d'instruction et de vulgarisation scientifiques!*

D'ailleurs le Rédacteur en chef, fondateur des *Affiches du Poitou*, avait immédiatement, dès le 2e mois de 1773 (2), reconnu le talent du Dr Dorion (3), puisqu'il écrivait alors :

Nous avons reçu de M. Dorion, docteur en médecine, à *Saint-Gilles-sur-Vie* (Bas-Poitou), deux lettres (4) sur un

---

(1) N° 7, 18 février 1773, p. 28.

(2) Dans sa première lettre aux *Affiches du Poitou*, le Dr Dorion disait lui-même :

« Je dois, si je le puis, contribuer au succès de vos feuilles, puisque je suis *citoyen* (Nous sommes en 1773 !). — J'y ai, d'ailleurs, été invité par un de vos amis, qui est aussi le mien depuis longtemps. Tout bon patriote doit lui-même s'imposer le devoir d'être votre *correspondant*. Il est juste que je vous entretienne, *par préférence à tout*, de ce qui est relatif à ma profession. Les préjugés du peuple laissent *périr* beaucoup (de personnes), que l'on pourrait sauver... »

(3) Voir le texte même de sa première lettre, où il a développé déjà cette idée.

(4) Ces lettres sont relatives à la nécessité de vulgariser les instructions à donner au peuple en cas de *mort par submersion*.

En cette circonstance, Dorion fut vraiment à la hauteur de la tâche qu'il s'était donnée comme Journaliste.

sujet très intéressant pour l'humanité. L'auteur, dont le zèle mérite de la reconnaissance et des applaudissements, peut compter sur notre empressement à publier les deux lettres, dès que nous le pourrons (1).

Toutefois, ses premières Chroniques parurent sans être signées, parce qu'il l'avait « expressément » demandé.

Mais cet excellent homme ne put être *Journaliste* que deux ans : 1773-1775; et *à la fin de sa vie!* Il mourut trop tôt; et, cependant, en ces deux années, aiguillonné par le désir d'écrire et sans doute aussi par l'âge, il accumula manuscrits sur manuscrits, pour la plupart perdus, ou non publiés sous sa signature.

a) Voici un résumé de ses premières Correspondances, non signées.

1° Lettre d'un Médecin du Bas-Poitou [1773, 20 mai, n° 20, p. 77-78].— Exposé de la question des *Noyés*. Il cite deux observations personnelles. Les instructions données à ce sujet par le Gouvernement ne sont pas suivies dans les Provinces. *Préjugé* du paysan, qui croit qu'il *n'a pas le droit de toucher à un Cadavre*, et qui craint d'être *accusé*.

Il vante l'organisation récente, à Paris, du Service du Secours aux Noyés.

2° Seconde lettre d'un Médecin du Bas-Poitou [1773, 10 juin, n° 23, pp. 89-91]. — Discussion sur les *moyens à employer pour rappeler les Noyés à la vie* [question tout à fait de la compétence du Dr Dorion, puisqu'il habitait un

(1) Il faut lire (*Affiches*, 1773, n° 32, 12 août, p. 126) la réponse du Rédacteur en chef des *Affiches* aux trois lettres du *Médecin du Bas-Poitou* : lequel journaliste devait être lui aussi un homme de lettres de premier ordre! Il suffit, pour apprécier son talent professionnel, de connaître la dernière phrase de cet article : « Les *grands évènements* sont presque toujours les effets des *plus petites causes*. »

Il n'y avait qu'un *Journaliste*, susceptible, à cette époque, de trouver un aphorisme semblable; un *Historien* en eût été sans doute incapable, parce que non entraîné !

port de mer]. Il mentionne d'abord la méthode officielle, recommandée dans tout le royaume à cette époque ; et celles de 1740, 1759 et 1760. — Il cite un cas de fumigation « de tabac injecté dans l'anus », observé dans une île de Vendée.

3° TROISIÈME LETTRE D'UN MÉDECIN DU BAS-POITOU [1773, 8 juillet, n° 27, pp. 105-106]. — Relation, très-importante, de la Découverte de l'*Ambre gris* sur les côtes de Vendée.

J'ai étudié et commenté cette trouvaille dans deux mémoires antérieurs (1).

4° QUATRIÈME LETTRE D'UN MÉDECIN DU BAS-POITOU [1773, 19 août, n° 33, pp. 129-130]. — Description de ce qu'il appelle « *les Bacchanales des Marais* [Marais de Mont, Vendée]. — Ici Dorion se montre un *folkloriste* très averti, et un indiscutable précurseur, le Folklore étant un science *postérieure à la Révolution !*

Vision très nette du Pays des *Maraîchins*, l'hiver, et exacte compréhension de leur *manière de vivre*.

Les « Bacchanales » correspondent à des fêtes, qui n'existent plus depuis longtemps, appelées alors les *Noces-noires*... Elles coïncidaient avec la *fabrication* des fameux *Bouzas*, combustible spécial aux Marais.

C'était un reste, évident, des *Anciennes fêtes du Feu*, puisque, dans cette contrée, on n'entretient encore le feu, tout l'hiver, qu'avec ces *Bouzas* (2) !

5° CINQUIÈME LETTRE D'UN MÉDECIN DU BAS-POITOU (n° 47, 25 novembre 1773, pp. 185-186.) — Cette lettre est relative à l'*inoculation de la petite vérole*. — Voici *sa conclusion :*

---

(1) Marcel Baudouin. — *De l'existence de l'Ambre en France et dans l'Ouest à l'époque néolithique*. — *Revue du Bas-Poitou*, Fontenay-le-Comte, 1911, XXIV, 2e fascicule, pp. 180-188. — Dans ce mémoire, j'ai étudié la question de l'origine de l'Ambre préhistorique en France.

Marcel Baudouin. — *Découverte de l'Ambre gris sur les côtés de Vendée en 1770-72*. — *Bull. Soc. Préhist. franc.*, 1912, t. I, n° 1, janvier, pp. 53-56. — Dans cet article, j'ai reproduit le texte même de Dorion dans ce qu'il a d'essentiel.

(2) J'ai rappelé et commenté le texte de cette correspondance dans un article récent [Marcel Baudouin. *Paris Médical*, 1912, *loc. cit.*].

« L'*Inoculation est un préservatif sûr*. » — Elle montre que Dorion était un médecin tout à fait renseigné.

6° Sixième lettre d'un Médecin du Bas Poitou [n° 15, 14 avril, pp. 62-137]. — Très curieuse note, remettant au point la question du prétendu *Homme marin*, remontant à 1761 ! — Nous avons rapporté plus haut, presque *in extenso*, cette lettre, sur laquelle nous n'avons pas à revenir ici.

7° Lettre du 11 novembre 1773 [n° 45, p. 179]. — Récit d'un *cas de Submersion guéri*, commenté en 1774 (p. 637).

Je n'ai pas trouvé d'autres lettres de Dorion, non signées, de 1774 à 1775.—A partir de cette date ses articles portent en effet son nom. Il a conquis sa place au soleil. — Enfin !

b) *Articles signés*. — Le premier article où l'on trouve le nom de Dorion, qui ait paru dans les *Affiches du Poitou*, après ses Obs. météorologiques, qui sont signées, est une lettre du 8 juin 1775 (1). C'est une note de *Médecine Clinique pure*.

Il y distingue la « *Rougeole* » d'une sorte de *Rubéole*, qu'il appelle *Echauboulure* (2). Il signale des *Hématémèses*, des *Melœna*, qu'il ne peut rattacher à des maladies classées ; des cas *d'inertie utérine* pendant la grossesse. Il mentionne des *fièvres graves*, qui ont été meurtrières ; des *affections pulmonaires*, etc..., etc. »

Cela paraît être, d'ailleurs, la dernière communication qu'il ait faite aux *Affiches*, et qui ait été impri-

(1) N° 23, 8 juin 1875, p. 94.

(2) Il s'agit là d'un mot du patois local, qui est un vieux mot français, à rapprocher du verbe *Echauder*. — On appelle, en effet, *Echaubouillure* (*Glossaire patois d'Anjou*, d'Onillon et Verrier), une « ampoule, causée par l'eau bouillante ». — Nicot a écrit : « De *caleo* et *bulla*, ou plutôt de *excalbullare* »; un *Echauboulé*, c'est quelqu'un qui « *cutem papulis exasperatam habet* ». — C'est une altération de « chaude bouillure ». — Darmsteter (pour 1549) donne : *Eschaubouillure*.

Cela nous ramène sans doute au *Pemphigus*.

mée. De juillet 1775 à juillet 1777, nous ne trouvons, en effet, aucune note qui puisse lui être attribuée.

Il est sans doute tombé *malade* à cette époque ; et sa maladie aurait alors duré environ deux ans. Mais il est impossible d'être affirmatif sur ce point.

c) *Manuscrits.* — Comme l'a dit en 1777 M. Jouyneau-Desloges, Dorion *a laissé* plusieurs autres *Manuscrits*, importants, *dont il « avait un carton plein »*. Nous avons annoncé plus haut que certaines personnes du pays les avaient vus. Malheureusement, tout cela est perdu ou à peu près aujourd'hui !

1° *Existence.* — Une autre phrase de M. Jouyneau-Desloges, écrite en 1809 (1), montre que cet écrivain *possédait* encore alors des Manuscrits de Pierre Dorion. Il a dû les conserver jusqu'à sa mort. Mais nous ignorons ce qu'en ont fait les héritiers et ce qu'ils sont devenus.

2° *Mention des Manuscrits.* — D'ailleurs, le 15 juin 1775 (2), M. Dorion a mentionné, lui-même, qu'il avait écrit un « *grand Mémoire météorologique* », où il parlait d'une sorte de ras de marée qui, le 2 février 1763, se produisit au Havre de la Gachère (3). Malheureusement, ce travail n'a jamais été imprimé ; et nous ne savons ce qu'est devenu ce précieux Manuscrit.

Au demeurant, voici la liste probable des Manuscrits à retrouver, d'après les traces que j'ai pu découvrir dans les lettres du Dr Dorion : 1° *Mémoire sur les Monstres marins* (4). — 2° *Mémoire sur la Côte maritime*

---

(1) *Mercure de France*, 1809, *loc. cit.* — On y lit en effet : « Il me reste encore quelques-uns de ses manuscrits. »

(2) *Affiches du Poitou*, 1775, n° 24, p. 101.

(3) Ce ras de marée de 1763 est postérieur, bien entendu, à celui qui est mentionné dans l'article, signé Raymond, cité plus haut (*Mercure de France*, 1761).

(4) Annoncés dans les *Affiches du Poitou* (Lettre du 14 avril 1774).

du Bas-Poitou (1). — 3° *Grand mémoire météorologique* (2). — 4° D'après A.-D. de la Fontenelle de Vaudoré, Dorion serait aussi l'auteur d'un Mémoire sur la *Culture de la Garance du Bas-Poitou* (3).

3° *M. douteux.*— Il se pourrait, en outre, que Dorion soit l'auteur d'un manuscrit, cité comme ayant appartenu à M. Garran de Balzan, de Chatelliers, près Font-Ferron (D.-S.), d'après un renseignement oral d'un de nos amis de Vendée (4). Il s'agirait d'une lettre, adressée à M. Guettard, académicien, le 1er mars 1775 (5); et datée de Saint-Gilles-sur-Vie. Elle serait signée : *Un médecin philosophe du Bas-Poitou.*

Il s'agirait d'un *Mémoire sur un Lithophyte ou Ponnadie de mer* » (6), animal donné à l'auteur par J. Ingoult, mon bisaïeul, habitant Croix-de-Vie (7).

4° *Disparition des Manuscrits.* — Pour expliquer, en partie du moins, la disparition, dont nous parlerons plus loin, des livres, papiers et manuscrits, laissés par Pierre Dorion, nous devons redire ici qu'avant de mourir, le 2 février 1776, il avait fait un *Testament, olographe*, par lequel il déshéritait de l'usufruit de sa fortune son unique sœur, Louise Dorion, au profit de deux jeunes filles du pays, Mlles Louise et Marie-Anne Gaudon, habitant chez leur père à Saint-Gilles, et de leur frère, J. Gaudon, prêtre. Sa « sœur germaine », Louise Dorion, ayant passé outre et s'étant emparé, du reste

---

(1-2) Annoncé dans la même revue, le 15 juin 1775.

(3) Voir plus haut. — Pour mon compte, je ne suis pas certain que les articles, non signés, des *Affiches du Poitou* sur les *Maladies de la Garance du Bas-Boitou*, soient du Dr P. Dorion, et que par suite ce mémoire, s'il a existé, soit de lui. — Rien ne le prouve.

(4) M. A. Odin, ancien pharmacien (Les Sables d'Olonne).

(5) En effet, Pierre Dorion vivait encore à cette époque.

(6) Ces données plaident tout à fait en faveur de l'hypothèse formulée, quand on connaît le caractère et le genre d'études de Dorion.

(7) Nous avons enquêté en vain à ce sujet.

de bonne foi (au moins en apparence), de tout ce qui se trouvait dans la maison de Pierre Dorion, il en résulta un procès important, dont nous avons retrouvé des pièces aux *Archives de la Vendée*, et qui tout d'abord nécessita une *pose des scellés* dans la maison habitée par Mlle L. Dorion, après le déménagement.

Or, dans le procès-verbal (7 juillet 1777) d'*apposition des scellés*, on lit : « Dans une chambre haute, nous avons remarqué qu'il y avait *plusieurs Caisses pleines de* LIVRES ET PAPIERS, dont la description serait longue et coûteuse... » Il est bien regrettable que le greffier n'ait pas cru devoir faire alors un inventaire complet des dits *papiers*, et même des *livres* qu'il a vus ce jour-là ! Cette liste — que nous pensions trouver dans le dit procès-verbal — nous aurait admirablement renseigné; mais, désormais, il n'y faut plus compter.

D'ailleurs, les scellés placés sur la porte de la chambre restèrent en place jusqu'en octobre 1778, personne ne s'étant préoccupé de les faire enlever. Mais, à cette époque, il fallut faire disparaître de la maison louée par Mlle Dorion meubles et *caisses de livres*, la propriétaire voulant en reprendre possession, après toutefois que Mlle Louise Gaudon eut déclaré ceci : « Il doit se trouver des PAPIERS sous les scellés et il convient qu'ils soient pris, *par nous*, en présence des parties, *mis en liasse sans examen*, *ficelés* et *cousus* dans une serpillière sur la couture de laquelle les scellés de la juridiction seront apposés avant le déplacer... (1). »

---

(1) Donc Mlle Louise Gaudon *savait* que CES PAPIERS *étaient* IMPORTANTS ! Il est très probable, par suite, que le Dr Dorion lui avait dit qu'il laissait des *Manuscrits*, *à surveiller* après sa mort. Peut-être même l'avait-il chargée de quelque *mission* à ce sujet ?

Son adversaire a reconnu lui-même, dans le procès-verbal, que ce qu'elle demandait ainsi était justifié ! — Le greffier y a insisté aussi de son côté.

Tout cela montre bien qu'il devait y avoir là des DOCUMENTS PRÉCIEUX.

D'où nouveau procès-verbal pour transport de meubles (1), où nous avons relevé — heureusement ! — la mention des *Livres* de la bibliothèque, des *Instruments de Chirurgie*, etc. ; plus « une caisse de MAUVAIS PAPIERS, lettres et autres ; *cinq caisses* où étaient les livres, bouquins ; un baromètre et un thermomètre montés ; etc. ».

Ces fameux Manuscrits, que nous serions si heureux de posséder aujourd'hui, ont donc été traités de « *mauvais papiers* », par le greffier de l'époque... Ils furent transportés alors dans une autre maison ; et nous ne savons plus ce qu'ils sont par la suite devenus, lors de la levée des scellés et de la vente (1779).

Qui les a eus ? Qui les a dépouillés ? En quelles mains sont-ils ensuite passés ? Que sont-ils devenus ? — Mystère, demeuré pour nous impénétrable !

APPRÉCIATIONS DES CONTEMPORAINS. — DÉCÈS. — Une lettre, datée de Saint-Gilles-sur-Vie et du 5 juillet 1777, vint annoncer en ces termes aux *Affiches du Poitou* (2) la mort de notre Journaliste, déjà assez âgé, en ces termes :

a) *Médecin.* — M. Dorion, docteur en médecine de la Faculté de Montpellier, résidant à Saint-Gilles-sur-Vie, y est mort le 16 du mois dernier.

Sépulture 17 juin (3). Regretté de tous ceux qui le connaissaient, à cause de ses *talents*, de la *douceur* et de la *modestie de son caractère*, et de l'*honêteté* (*sic*) de ses mœurs.

b) *Savant.* — Le Rédacteur en chef ajoutait alors, dans le n° des *Affiches* du Poitou, où paraissaient ces lignes :

---

(1) Pièce n° IV.

(2) Voir l'Acte d'*Inhumation*, rapporté plus haut.

(3) *Affiches du Poitou*, 17 juillet 1777, numéros 28 et 29, pages 112 et 113.

Nous avions l'honneur de connaître ce digne citoyen par relation ; nous savons que c'était un *homme de mérite*, plein de zèle pour son état, qu'il remplissait avec désintéressement; bon *Observateur*, accumulant chaque jour des connaissances précieuses, dont on nous mande qu'il a dû laisser des *Mémoires*, qu'il se disposait à mettre au jour. Nous le savons ; il nous a écrit plusieurs fois sur ses projets littéraires.

Les *Observations météorologiques*, datées de Saint-Gilles-sur-Vie, que l'on a vues dans nos feuilles, sont de lui, ainsi que plusieurs lettres, portant le titre d'un *Médecin du Bas-Poitou*, qui sont dans celles de 1773. ALORS IL N'AVAIT PAS VOULU ÊTRE NOMMÉ ! Nous devons à sa mémoire un tribut d'éloge et de reconnaissance, pour les secours qu'il nous a fournis. Nous avons encore un carton *plein de ses ouvrages*, qu'il nous a confiés pour en faire le même usage; et nous nous y préparions. Il était singulièrement laborieux.

M. DORION FAIT HONNEUR AU BAS-POITOU, OÙ IL EST NÉ.

Nous le regrettons (*sic*) avec autant de sincérité que nous le louons avec justice. Nous perdons en lui un compatriote estimable. Nous ferons connaître ceux de ses écrits qui sont entre nos mains ; si ses héritiers, actuellement possesseurs de ses autres ouvrages, veulent nous en procurer la note, nous nous ferons un devoir de contribuer, en la publiant, à la gloire qui lui est due.

c) *Journaliste.* — Tout HOMME DE LETTRES, qui, comme M. Dorion, a travaillé pour l'honneur des Sciences, pour le bien de l'Humanité, pour le service de la Patrie, mérite l'hommage de tous les esprits éclairés et les regrets de tous bons cœurs !

De plus, lorsque M. Jouyneau-Desloges, le 27 décembre 1781, cessa la publication de sa très remarquable et trop oubliée Revue, il écrivit, entre autres, ces quelques phrases :

Nous oublierons qu'il est quelques lecteurs, en petit nombre à la vérité, dont l'opinion, cherchant à dégrader, s'ils l'avaient pu, ce genre de nos occupations, a osé prétendre que l'état, le titre d'un JOURNALISTE, d'un *Ecrivain hebdomadaire*, quelques talents, quelques connaissances qu'il pût avoir, quelque honête (*sic*) que fût son ouvrage et quelques avantages qu'il pût présenter au public, étaient INCOMPATIBLES avec d'autres états, d'autres titres considérés dans la Société...

On devine ainsi la cause qui arrêta définitivement sa plume. — Mais, si cela lui fait bien de l'honneur, elle souligne aussi la valeur du Dr P. Dorion, son CORRESPONDANT principal et infatigable !

« Mais ce préjugé tombera, comme tant d'autres préjugés... C'est le sort du ridicule », ajoutait-il avec raison.

CONCLUSION. — Nous avons, en effet, gagné quelques manches depuis 1781 ! — En tout cas, cela est très édifiant et très instructif. Cela démontre quelle intelligence d'élite et quelle foi ardente en la Science il a fallu au Dr P. Dorion, simple petit *praticien de campagne*, pour marcher d'emblée dans le sillage du distingué fondateur des *Affiches*, qu'il n'abandonna que frappé par la maladie, quelques mois avant sa mort !

Honneur donc au Savant et au vrai Journaliste scientifique que fut Jouyneau-Desloges, qui a créé le docteur Dorion *Journaliste*, et qui a réussi à sauver son nom et son modeste talent de l'oubli, même en son pays natal !

Poitiers. — Imp. G. Roy, 7, rue Victor-Hugo.

www.ingramcontent.com/pod-product-compliance
Ingram Content Group UK Ltd.
Pitfield, Milton Keynes, MK11 3LW, UK
UKHW021315190726
13839UKWH00007B/1865

9 782329 349510